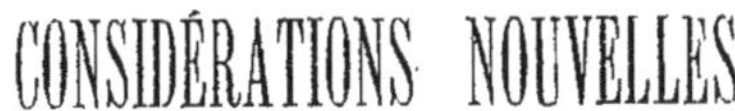

CONSIDÉRATIONS NOUVELLES

SUR LE

BAIN TURC

A PROPOS DE LA BROCHURE DU Dr LIPPERT

INTITULÉE :

Quelques Considérations Hygiéniques et Médicales sur l'emploi des Bains de calorique sec

PAR

I. SEELIGMANN

DOCTEUR EN MÉDECINE DES FACULTÉS DE PARIS ET D'HEIDELBERG
MEMBRE CORRESPONDANT DE LA SOCIÉTÉ D'HYDROLOGIE MÉDICALE DE PARIS
ET DE LA SOCIÉTÉ DE MÉDECINE DE STRASBOURG.

J'entends bien le bruit du moulin, mais je n'en vois pas la farine

SAADE, poete oriental

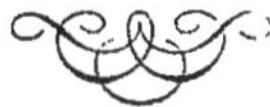

PARIS
JEAN-BAPTISTE BAILLIÈRE ET FILS
19, rue Hautefeuille.

NICE
ÉTABLISSEMENT LITTÉRAIRE VISCONTI
2, rue du Cours.

1869

CONSIDÉRATIONS NOUVELLES

SUR LE

BAIN TURC

A PROPOS DE LA BROCHURE DU Dr LIPPERT

INTITULÉE :

Quelques Considérations Hygiéniques et Médicales sur l'emploi des Bains de calorique sec

PAR

[illegible]. SEELIGMANN

DOCTEUR EN MÉDECINE DES FACULTÉS DE PARIS ET D'HEIDELBERG
MEMBRE CORRESPONDANT DE LA SOCIÉTÉ D'HYDROLOGIE MÉDICALE DE PARIS
ET DE LA SOCIÉTÉ DE MÉDECINE DE STRASBOURG.

J'entends bien le bruit du moulin, mais je n'en vois pas la farine.

SAADE, poëte oriental.

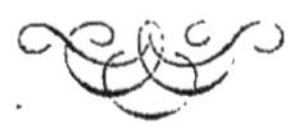

PARIS
JEAN-BAPTISTE BAILLIÈRE ET FILS
19, rue Hautefeuille.

NICE
ÉTABLISSEMENT LITTÉRAIRE VISCONTI
2, rue du Cours.

1869

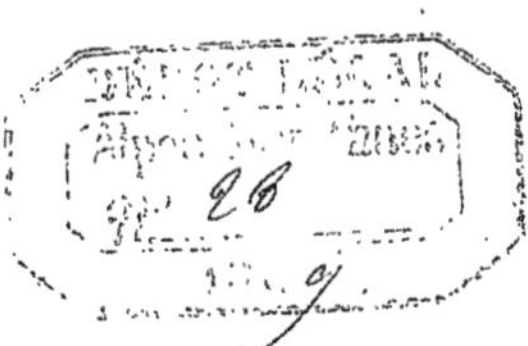

Nice — Typographie V.-E. GAUTHIER et Ce, descente de la Caserne, 1.

AVANT-PROPOS

De tout temps, des remèdes plus ou moins fantastiques ont eu le privilége d'occuper l'imagination, de s'en emparer, et souvent même ils sont parvenus à prendre pied passagèrement dans le domaine de la science. Ainsi, maint exemple qui se produit de nos jours nous ramène tout naturellement au temps où Pline indiquait avec naïveté les recettes étranges que voici pour guérir du mal de tête. « Si on enferme un poulet et qu'on le laisse jeûner un jour et une nuit pendant que soi-même on garde l'abstinence, avec des plumes du cou de l'animal attachées au point douloureux, on est guéri. » Autre exemple : « La tête d'un escargot paissant le matin, coupée avec un roseau, surtout pendant la pleine lune, se porte pour les douleurs de tête. » (Pline, liv. XXIX, c. 36 ; traduction Littré).

Tant qu'il ne s'agit que de remèdes qui sont aussi peu dangereux, si ce n'est pour les poulets et les escargots, le médecin peut abandonner le malade à ses fantaisies, sans que sa santé s'en trouve compromise. Mais il n'en est pas de même, lorsqu'une médication importante, un remède puissant se fait jour et menace d'être adopté. Alors il appartient à l'homme de l'art d'éclairer le public sur la valeur et les dangers du nouveau mode de traitement.

M. le docteur Lippert a cru accomplir cette tâche à propos des bains turcs nouvellement établis à Nice. Dans une brochure intitulée : *Quelques considérations hygiéniques et médicales sur l'emploi des bains de calorique sec*, etc., etc., il donne des explications nouvelles et intéressantes sur l'action de ces bains.

Néanmoins, dans ce travail, qui ne manquera pas d'appeler l'attention du public, il est plus d'une assertion qui doit provoquer un examen sérieux. Ainsi, on voit dans les questions qui ont trait à la physiologie et à la pathologie, les contradictions les plus évidentes alterner avec des données dont la science a fait justice depuis longtemps. Mais c'est lorsque l'auteur met en parallèle le bain russe et le bain turc, pour en conclure la supériorité de ce dernier, qu'il se laisse entraîner par un enthousiasme irréfléchi.

Initié à l'étude des propriétés du bain russe par une pratique de huit années aux eaux de Baden-Baden, où il constitue la base de la médication thermale, nous croyons remplir un devoir, en réduisant à leur juste valeur les attaques de l'auteur contre un agent thérapeutique, heureusement à l'abri de tout dénigrement.

Pour donner un intérêt plus immédiatement pratique à notre travail, nous y joignons un exposé des phénomènes produits par la chaleur sèche dans l'économie. Nous terminons par l'examen de certaines maladies que l'auteur indique comme devant être traitées par le bain turc, mais pour lesquelles l'emploi de cet agent nous semble loin d'être sans danger.

Nice, 1er mars 1869

Dr SEELIGMANN.

CONSIDÉRATIONS NOUVELLES

SUR

LE BAIN TURC

« Les bains turcs, dit M. le docteur Lippert, agissent de préférence comme modificateurs et altérants sur les fonctions de la *peau*. La peau joue un rôle important dans le mouvement vital de notre organisme. Elle constitue le *régulateur* de la *chaleur* animale, elle agit comme organe *excréteur d'acide carbonique* et de quelques *sels* importants contenus dans le sang, et facilite par cela les fonctions des organes respiratoires et urinaires ; elle exerce enfin une importance marquée sur la conservation de la vie, en *absorbant* directement de l'*oxygène* de l'air ambiant. »

C'est par ces phrases retentissantes que commence la brochure que nous nous proposons d'examiner. Mais n'est-ce pas exagérer outre mesure le rôle de la peau que de proclamer spécialement cet organe le régulateur de la chaleur animale ? Il ne faut pas, en effet, être très-versé dans la physiologie pour reconnaître ce qu'il y a d'exclusif dans une pareille théorie. Peut-on douter aujourd'hui que le système nerveux ne soit le véritable régulateur de la chaleur animale, et que ce ne soit qu'exceptionnellement et par l'intermédiaire du système nerveux que la peau intervient *avec les poumons* dans la régularisation de cette fonction importante? A l'état normal, le rôle de la peau, en ce qui concerne la chaleur animale, est tout passif. Celle-ci est le résultat des oxydations lentes qui s'opèrent dans l'organisme et sa production se règle sur les pertes que l'économie subit dans ses rapports avec les modificateurs externes. Nous savons par les expériences de M. Héring (Experimentelle Beitraege zur Kenntniss der Waermeregulirung beim Menschen, pag. 169 et suivantes) qu'à des pertes considérables en chaleur correspond une production considérable; à des pertes faibles, une production faible, et cela sans que la peau intervienne le moins du monde dans ces actes de la vie organique. Les variations en plus ou en moins dans ces actes sont uniquement liées à la pression du sang, résultat de la tension artérielle, résultat elle-même de la contractilité vasculaire. Or, ce sont les nerfs splanchniques qui président à l'innervation vasculaire, ils agissent sur les vaisseaux par l'intermédiaire des nerfs vaso-moteurs, et c'est à ceux-ci que les artères doivent le pouvoir d'agir sur la circulation et par elle sur les combustions organiques. Ainsi, le système nerveux relâche-t-il les petits vaisseaux, la combustion déjà très-avancée éprouve un retard manifeste; amène-t-il, par un procédé quelconque, la contraction de ces mêmes organes, les phénomènes d'oxydation deviennent plus sensibles. Il n'y a pas jusqu'au cœur qui ne soit sous l'influence de ces vaisseaux, et quoique cet organe batte en vertu de la force automotrice qu'il doit aux ganglions intra-cardiaques, il est néanmoins obligé de régler sa marche sur la tension artérielle, sur le degré de résistance que l'onde sanguine rencontre à la périphérie. Cette dépendance de la circulation de l'état des artères a été mise hors de doute par les belles recherches de M. Cyon, connues de tous les physiologistes. Nous n'insisterons donc pas davantage sur ce point.

Pour ce qui est de l'*absorption directe de l'oxygène*, cette nouvelle fonction de la peau humaine, suivant l'auteur de la brochure, elle n'est qu'une supposition toute gratuite.

Cette absorption n'est démontrée que pour les animaux à peau molle et à branchies, mais elle est plus que douteuse pour l'homme, chez qui le sang, qui doit absorber l'oxygène, ne se trouve en contact avec l'atmosphère qu'au travers le derme d'une densité et d'une épaisseur considérables, et recouvert d'un épithelium pavimenteux stratifié et corné qui rend nuls les phénomènes d'absorption. Ce qu'il y a de certain, c'est que la surface cutanée exhale une certaine quantité de vapeur d'eau et d'acide carbonique avec les produits des glandes qui entrent dans sa composition, mais elle ne possède nullement la faculté d'absorber l'oxygène de l'air ambiant. Pour pouvoir jouer un pareil rôle dans l'organisme, et pouvoir suppléer la respiration pulmonaire, il faudrait que le tissu de la peau eût la texture du tissu pulmonaire, qu'il contînt, comme ce dernier, des vésicules aériennes élastiques, organes nécessaires à la diffusion des gaz. Du reste, l'auteur lui-même réduit de beaucoup la valeur de cette prétendue fonction de la peau et son *importance marquée* sur la conservation de la vie, quand il dit (page 9) : « Cependant, cette respiration d'oxygène par la peau n'a pas la même importance pour l'entretien de la vie, que l'exhalation d'acide carbonique par la respiration pulmonaire; *la première ne s'élève pas au-delà de* 3 *à* 9 *grammes d'acide carbonique* (SIC) dans les vingt-quatre heures, tandis que la seconde dépasse cent à trois cent fois cette proportion. »

Nous ne suivrons pas l'auteur dans l'analogie qu'il établit entre les poumons et la peau, analogie basée sur l'absorption d'oxygène et l'exhalation, par ces deux organes, *de vapeurs d'eau saturées d'acide carbonique,* mais nous ne pouvons nous empêcher de relever une autre hérésie médicale consistant dans l'assimilation de la sécrétion cutanée à la sécrétion urinaire. En effet, on ne lit pas sans surprise (page 9) : « D'autre part, la transpiration se rapproche des produits excrétés *par les reins* ; car, de même que les urines, elle contient des sels, principalement du chlorure de sodium, lequel est un des sels importants du sang. Pour ce motif, les transpirations abondantes diminuent considérablement la proportion du chlorure de sodium dans les urines. » Il faut certainement une riche imagination pour trouver que la transpiration se rapproche des produits secrétés par les reins. Les gaz et les vapeurs de l'exhalation cutanée constituent le dernier terme des aliments thermogènes (aliments féculents, gras et sucrés); les reins, au contraire, constituent la voie par laquelle sont principalement évacués les produits des aliments albuminoïdes. Les fonctions rénales consistent dans l'élimination des phosphates, des sulfates, de l'urée, de l'acide urique et de diverses matières colorantes azotées. De toutes ces substances, hormis une proportion infinitésimale d'urée et de sulfates, on ne trouve aucune trace dans la sueur. Il est vrai qu'il se rencontre, dans la sueur comme dans les urines, du chlorure de sodium en proportion différente (3,5 pour mille dans l'urine, 2,2 pour mille dans la sueur). Mais cela suffit-il pour établir une analogie entre les fonctions rénales et les fonctions cutanées ? Autant vaudrait assimiler la sueur à tel autre produit des glandes secrétoires : au suc gastrique, à la bile, au suc intestinal dans lesquels, sans exception, le chlorure de sodium forme le principe minéral prédominant. Il n'est pas établi, non plus, comme le dit l'auteur, que des transpirations abondantes diminuent considérablement la proportion du chlorure de sodium dans les urines. Tous les physiologistes admettent, au contraire, que le produit des glandes sudoripares dans les transpirations forcées varie sensiblement dans les périodes successives d'une même sudoration, et de même que d'acide qu'il est à l'état normal, il finit par offrir une réaction alcaline, de même aussi il devient plus pauvre en chlorure de sodium, à mesure que l'expérience se prolonge, pour finir par ne plus contenir qu'une proportion minime de ce sel. Les transpirations forcées ne sauraient donc exercer qu'une faible influence sur la proportion du chlorure de sodium dans les urines. Et cela pour une raison bien simple : c'est que le mouvement incessant de rénovation organique dans notre organisme, mouvement dont les éléments solides des produits excrémentiels donnent la mesure, reposent entièrement sur les lois de l'endosmose et de l'exosmose. Or, ces phénomènes physiques exigent un temps donné pour leur accomplissement. On a donc beau pousser à la peau, on n'augmente pas à son gré la proportion du chlorure de sodium dans la sueur, ni ne diminue considérablement la quantité de ce sel dans les urines.

La logique du savant docteur n'est pas plus irréprochable en d'autres endroits de sa brochure. La page éloquente que voici en forme la preuve :

« Si, par suite d'influences atmosphériques ou de *relâchement du tissu* de la peau, la circulation du sang dans ses vaisseaux capillaires devient défectueuse, ses excrétions carbonatées et azotées sont retenues et il se produira des congestions vers les organes internes. C'est ce qui s'observe surtout en hiver et dans les grandes villes où on *paralyse* les fonctions de la peau par le défaut de mouvement, *l'usage de vêtements trop chauds*, *de fourrures*, *de plumeaux*, *de chambres trop chauffées*, tandis qu'on *augmente* encore *les congestions* internes par une nourriture trop chaude et par l'abus de thés, tisanes et boissons échauffantes. Cette *perturbation* continuelle dans la circulation de la peau donne lieu à des modifications *dans la composition du sang*, *à des dérangements des organes respiratoires*, tels que catarrhes, bronchites, asthmes, etc., à des *hyperémies du foie* et à des *désordres* dans la *secrétion biliaire*. A la longue, les *reins* s'affectent sous l'influence d'un travail éliminatoire excessif; ils sont atteints de catarrhe: le poids spécifique des urines augmente; elles se troublent et se chargent de mucosités. Les produits *excrétoires, retenus de la sorte dans le sang*, troublent l'harmonie et l'équilibre de la nutrition.

« On peut prétendre, sans exagération, qu'il n'existe aucun moyen plus puissant et plus sûr que les bains turcs pour restituer à la peau son état physiologique, fortifier sa tonicité et la rendre en même temps insensible contre les variations de la température extérieure. En soumettant la *peau* à l'influence de l'air chaud, ses *téguments* subissent une expansion, les vaisseaux capillaires se dilatent et les glandes sudoripares secrètent abondamment. Cette exagération des fonctions exhalantes produit une élimination plus complète des principes usés du corps. En faisant succéder à la *chaleur des superfusions*, des douches froides, du savonnage et massage, et en exposant finalement le corps dans une chambre de repos à l'influence de l'air frais, le réseau capillaire de la peau se contracte plus vigoureusement et son état physiologique se rétablit. *(Page 10.)*

Que résulte-t-il de cette prolixité, à part l'exagération de la valeur des fonctions de la peau, fonction dont la suppression a, de tout temps, été l'épouvantail des charlatans vis-à-vis des âmes simples, qu'en résulte-t-il, si ce n'est que, dans toutes ces circonstances, la simple hydrothérapie, bien employée, conviendrait infiniment mieux que le bain turc ?

Cependant où l'auteur donne toute la mesure de ses connaissances physiologiques et médicales, c'est lorsqu'il s'efforce d'établir la supériorité du bain turc sur le bain russe. Il procède avec ordre, en commençant l'exposition de ses arguments par l'action des froids excessifs sur l'économie animale. « Des froids excessifs, dit-il (page 11), anéantissent la vie en ralentissant la fréquence des contractions du cœur, en produisant une fatigue invincible et le dépérissement des fonctions cérébrales par suite *d'anémie* du cerveau. » Puis il poursuit : « D'autre part, des degrés excessifs de chaleur peuvent amener le même résultat mortel, s'ils ont pour effet d'élever la température de notre organisme au-dessus de 45° C.; mais pour cela, il ne suffit pas que l'air ambiant ait une température très-élevée, *il faut encore qu'il soit saturé de vapeurs d'eau*. Le premier effet de la chaleur est une exagération de toutes les fonctions organiques, spécialement de l'irritabilité nerveuse. Peu à peu se forme une coagulation des matières albumineuses, *de la myosine* et alors les nerfs, les muscles, les corpuscules du sang et les cellules glandulaires se mortifient ; en dernier lieu, la mort survient précédée d'une fatigue invincible, de spasmes, d'assoupissement et de côma. On observe un résultat complètement différent, si l'on expose le corps humain à une température très-élevée *dans l'air sec, ainsi que cela se rencontre dans les étuves d'un bain turc.* En séjournant longtemps dans un milieu d'air sec chauffé à 80° C, on ressent d'abord une légère démangeaison dans le mamelon, les paupières et les narines, puis le pouls s'accélère, la peau rougit; il survient un peu de céphalalgie et une *légère gêne* de la respiration, etc., etc. »

Toute cette description est de pure fantaisie. En effet aucune étuve, quelque élevée qu'en soit la température, quel que soit le degré de sécheresse ou d'humidité de l'air, ne saurait élever la température de l'*organisme vivant* à 45° C. Bien avant que la température du sang ait pu s'élever à ce point, la mort arrive par congestion cérébrale, et ce n'est que lorsque le corps est inanimé, sans force de réaction et que son échauffement rentre complètement dans l'ordre des phénomènes physiques, qu'il pourra se mettre en équilibre de température avec l'air ambiant, la chaleur se propageant de la périphérie vers le centre. Dans le *corps vivant,* au contraire, dès que la température du sang tend à s'élever à la périphérie, que ce phénomène se produise sous l'influence d'un bain chaud dépassant la chaleur du sang, sous l'influence d'un air chaud sec ou d'un air contenant de la vapeur d'eau, une réaction s'opère. L'économie, en vertu de sa force de résistance, réagit contre la provocation du dehors, par une accélération des battements du cœur, par une augmentation des mouvements respiratoires et de la perspiration cutanée. Les glandes sudoripares entrent en jeu pour maintenir l'équilibre de température qui tend à se rompre, en fournissant promptement une grande quantité de liquide à l'évaporation. Les sources de refroissement augmentant ainsi temporairement, la chaleur ne peut s'accumuler et la température du corps se maintient à un niveau à peu près constant. Nous savons, en effet, que l'eau absorbe une quantité considérable de chaleur pour passer de l'état liquide à l'état gazeux : 1 gramme d'eau déjà échauffée à 100° absorbe, pour se vaporiser, une quantité de chaleur égal à celle qui serait nécessaire pour élever de 1 degré 540 grammes d'eau. Le refroidissement produit par l'évaporation prenant de grandes proportions, la coagulation des matières albumineuses (l'albumine demande une température de 70° C pour se coaguler), ne saurait donc avoir lieu dans l'étuve humide, pas plus que la mortification des nerfs, des muscles ou des corpuscules du sang. Par contre, les phénomènes provoqués par *l'air sec, ainsi que cela se rencontre dans les étuves d'un bain turc,* ne consistent pas uniquement en un peu de céphalalgie et une légère gêne de la respiration, comme on pourrait être tenté de le croire d'après la brochure. Ces phénomènes, d'un tout autre caractère, formeront l'objet de la seconde partie de ce travail où nous renvoyons le lecteur.

Ce qui nous occupe ici, c'est la manière dont l'auteur de la brochure établit la différence d'action entre le bain turc et le bain russe. Or, voici ce que nous lisons, page 13 : « La différence de l'influence entre l'air chaud sec et l'air saturé de vapeurs d'eau, nous explique la différence entre les bains turcs et russes. *Nous verrons qu'elle est tout à l'avantage des premiers*. En général, la température d'une couche d'air est d'autant mieux supportée, que l'air est plus léger; c'est pourquoi on se sent beaucoup plus à son aise dans l'air chaud et sec, mais transparent du bain turc que dans l'air épais, saturé de vapeurs d'eau, du bain russe. En conséquence, on tolère plus facilement l'élévation de température de l'air sec que de l'air humide. » Cette dernière proposition est de toute vérité, mais elle est loin de prouver la supériorité du bain turc sur le bain russe. Pour établir celle-ci, il faudrait d'abord prouver que les températures très-élevées du bain turc sont plus favorables à l'organisme que les températures plus modérées du bain russe. Or, il est hors de doute que la température de l'étuve humide, généralement employée pour le bain russe, est un stimulant assez puissant pour préparer le tégument externe à recevoir avec avantage la douche froide qui doit provoquer la réaction de l'organisme, sans fatiguer au même degré les organes de la circulation et de la respiration, que la température élevée du bain turc. C'est donc le premier qui mérite la préférence.

« Dans le bain turc, les couches d'épiderme mortifié se détachent plus facilement, l'absorption d'oxygène par la peau augmente, la respiration reste plus légère et la peau conserve sa fraîcheur. Dans le bain russe, au contraire, les vapeurs d'eau donnent plutôt de *l'oppression en se déposant sur la surface du corps* : c'est pourquoi on ne peut rester longtemps, sans inconvénient, dans un bain russe de 50° C., et il y aurait même à cela un vrai danger pour les personnes atteintes d'une maladie des poumons et du cœur. »

Le lecteur nous pardonnera-t-il de lui signaler d'aussi étranges assertions? *Les couches d'épiderme mortifié se détachent plus facilement dans le bain turc.* Le savonnage et la fustigation, comme ils se pratiquent dans le bain russe, ne sont-ils pas plus que suffisants pour enlever les pellicules de l'épiderme ? *L'absorption d'oxygène par la peau augmente.* D'abord, cette absorption est loin d'être prouvée ; mais d'après la loi de Dalton, il semblerait que l'air dense d'une étuve humide devrait pénétrer plus facilement les pores préposés à l'absorption de l'oxygène, que l'air dilaté d'une étuve sèche. *La respiration reste plus légère* : pourtant, il survient une légère gêne de cette fonction (page 12). *La peau conserve sa fraîcheur* : dans le bain russe comme dans le bain turc, la peau rougit par suite de la dilatation de ses vaisseaux, mais on devine difficilement comment le bain russe pourrait ternir la peau ; le baigneur, au sortir du bain, a certainement la peau aussi fraîche qu'auparavant.

Dans le bain russe, au contraire, les vapeurs d'eau donnent plutôt de l'oppression en se déposant sur la surface du corps: on comprend que la vapeur d'eau puisse provoquer de l'oppression en se condensant sur la membrane muqueuse du poumon, — mais à la surface du corps ? Boucherait-elle, par hasard, les pores ayant pour fonction l'absorption de l'oxygène ?

C'est pourquoi on ne peut rester longtemps, sans inconvénient, dans un bain russe de 50° C.: tous ceux qui ont pris des bains russes savent que l'on peut parfaitement rester 10 à 15 minutes dans un étuve humide chauffée à 50° C, temps plus que suffisant pour obtenir l'effet sollicité. Il est certain qu'à température égale, la chaleur devient plutôt gênante dans l'étuve humide que dans l'étuve sèche, la vapeur dont l'espace est chargé limitant la source du refroidissement due à l'évaporation de l'eau à la surface cutanée. Mais au moment où le baigneur est averti par l'instinct de conservation du danger qu'il court en restant plus longtemps dans l'étuve humide, son corps est plus que préparé à recevoir la douche froide qui doit provoquer la réaction. Quant au danger que courent les personnes *atteintes d'une maladie des poumons ou du cœur* en prenant les bains russes, il n'est ni plus ni moins grand dans le bain russe que dans le bain turc et les personnes affectées de ces maladies doivent s'abstenir des uns comme des autres.

Continuant son parallèle du bain turc avec le bain russe, l'auteur dit (page 13) : « Par suite du faible degré d'évaporation, la température du corps s'accroît considérablement dans le bain russe ; elle augmente, au contraire, très-peu dans la chaleur beaucoup plus élevée du bain turc, à cause de la forte évaporation que subit la peau. » Illusion ! La vérité est que la température du corps ne varie sensiblement dans aucune espèce de bain, quelque élevée que soit la température du milieu ambiant, phénomène qui s'explique par le jeu des régulateurs de la chaleur :

1° L'intervention du système nerveux sur la circulation ;

2° L'exhalation pulmonaire ;

3° L'évaporation cutanée.

L'accumulation de la chaleur est donc tout aussi impossible dans le bain russe que dans le bain turc, puisque, dans l'un comme dans l'autre, d'une part, l'activité plus grande de la respiration en augmentant l'exhalation pulmonaire, et, de l'autre, le fonctionnement exagéré des glandes sadoripares en augmentant la sueur, enlèvent du calorique. Une élévation marquée de la température centrale ne s'observe que dans la fièvre. C'est que dans l'état fébrile, la calorification et le mouvement de dénutrition sont vraiment augmentés, et l'élévation de la température s'accompagne toujours d'une élimination plus abondante d'urée, expression du surcroît des oxydations normales. C'est aussi de cette exagération des échanges organiques que résultent l'amaigrissement et la perte de poids que l'on constate chez les personnes relevant d'une maladie fébrile, pendant que la perte de poids consécutive à l'usage du bain turc, quelque considérable qu'elle soit, est presque purement hygrométrique et se répare aussitôt que le baigneur ingère une certaine quantite de liquide. La faible augmentation d'urée dans les urines, que l'on constate après l'usage du bain turc, résulte uniquement de l'activité plus grande de la circulation qui entraîne l'urée produite antérieurement et accumulée dans les tissus, et ne permet nullement de conclure à une action plus puissante de ce bain sur la rénovation organique. Il n'y a de sûr qu'une chose : c'est que le baigneur perd une certaine quantité d'eau dans l'étuve et une quantité plus notable dans le bain turc que dans le bain russe. En effet, d'après les pesages faits par M. Frech, les pertes subies par l'organisme dans un bain russe à une température de 45 à 50° C. et de 30 minutes de durée sont :

De 180 à 210 gram. pour une personne pesant 50 kilogr.
» 240 à 270 » » » 60 »
» 285 à 300 » » » 77 »

pendant que, suivant l'auteur de la brochure, la perte de poids, après un bain turc prolongé, peut s'élever jusqu'à 2500 grammes. Or, on est en droit de se demander en quoi des pertes d'eau aussi considérables peuvent profiter à l'économie. Cette eau étant puisée dans le sérum du sang, n'est-il pas certain que celui-ci devient d'autant plus riche en sels que la quantité d'eau enlevée à l'économie par le bain est plus considérable? Est-il probable qu'une telle modification dans la composition du sang soit sans influence sur les fonctions organiques? Et est-il bien rationnel d'appeler un remède qui rend le sang rélativement plus riche en sels, un *dépuratif* du sang? (Page 14.)

L'auteur de la brochure termine son parallèle par la proposition suivante, dont il ne donne pas la preuve (page 13): « Enfin la peau est plus relâchée par le bain russe, plus tonifiée par le bain turc, ce qui fait qu'on se refroidit moins après le dernier, quoique tous les deux se terminent également par l'emploi de douches froides. » C'est plutôt le contraire qui s'observe. Le relâchement des tissus étant produit par la chaleur, qui, selon les lois physiques, dilate tous les corps, il doit être plus considérable dans le bain turc, d'une durée fort longue, dans une température très-élevée, que dans le bain russe, ne réclamant qu'une température moins élevée et absorbant beaucoup moins de temps. Est-ce que des raisons de cette valeur suffisent pour établir la supériorité du bain turc sur le bain russe, et l'auteur a-t-il bien réussi à persuader le lecteur de cette prétendue supériorité? Pour nous, nous en doutons.

En effet, la première condition pour persuader est de bien posséder son sujet. Or, l'auteur, s'il l'avait possédé, aurait-il écrit (page 14) : « En exposant l'organisme alternativement à l'influence de l'eau froide et de l'air chaud, le bain turc détermine *spontanément, sans le concours actif de l'organisme*, une *réaction complète* si nécessaire à la réussite de l'hydrothérapie, il exige, par conséquent, des efforts beaucoup moins violents de la part des organismes affaiblis, ce qui est important dans le traitement des constitutions détériorées. D'autre part, le bain turc n'agit pas seulement, ainsi que l'hydrothérapie, comme tonique pour la peau, mais encore à un plus haut dégré comme un véritable dépuratif, en soustrayant à l'organisme une quantité considérable de matières usées, sans produire une excitation notable de la circulation. »

Dictum sapienti sat est, et nous pouvons passer sans transition, à une autre partie de notre travail qui, nous l'espérons, intéressera davantage le lecteur : à la description de l'action du calorique sec sur l'économie animale.

II

Le corps humain exposé dans l'étuve sèche à l'influence de la chaleur n'éprouve pas seulement les modifications physiques que le calorique fait subir à tous les corps en général, savoir : une dilatation des solides et une expansion des fluides. Comme corps organisé, doué de résistance vitale, l'économie, sous l'influence de cet agent, éprouve encore une série de sensations et de modifications d'un autre ordre, connues sous le nom d'effets physiologiques, phénomènes retentissant sensiblement sur le mouvement vital et formant avant tout l'objet de cette étude.

Les premières impressions produites sur l'organisme par l'air chaud et relativement sec qui se rencontre généralement dans le *sudatorium* — il ne saurait s'agir d'un air absolument sec, l'hygromètre indiquant toujours dans l'air une certaine quantité de vapeur d'eau, produit de l'évaporation cutanée et de l'exhalation pulmonaire des personnes qui y sont plongées, — ces premières impressions varient selon le tempérament et l'idiosyncrasie des sujets. La plupart éprouvent en entrant une sensation de forte chaleur et une anxiété précordiale plus ou moins vive. Les personnes douées d'une grande irritabilité nerveuse éprouvent des frissons ou un tremblement général, analogue à celui qui se manifeste pendant l'immersion dans l'eau froide, sensations désagréables, qui, du reste, ne tardent pas à céder à un sentiment de chaleur général. D'autres accusent des tintements d'oreille, dus probablement à une différence de densité entre l'air du milieu et celui contenu dans l'oreille interne. Quelques-uns enfin sont pris, dès l'entrée, de céphalalgie sus-orbitaire, d'étourdissements et d'autres symptômes de congestion cérébrale, qui, cependant, cèdent facilement à l'application de compresses imbibées d'eau froide sur le front et sur les tempes. Quelles que soient, du reste, les premières sensations, elles ne sont guères de longue durée; la tolérance s'établissant, elles se dissipent pour faire place à un sentiment de bien-être relatif.

Le calorique, d'après les lois physiques, s'exerçant d'abord au point de contact, il est naturel que l'enveloppe tégumentaire et les organes respiratoires en ressentent les premiers l'influence. La peau se couvre d'humidité que, cependant, il ne faut pas prendre pour de la sueur. C'est simplement de l'eau provenant de la condensation de la vapeur, se trouvant dans l'air de l'étuve, air qui, nous l'avons vu plus haut, n'est jamais absolument sec. C'est un phénomène entièrement physique et il s'explique par la tendance du calorique à se mettre en équilibre avec les corps ambiants. Comme le corps du baigneur a une température inférieure à celle de la vapeur, il lui soustrait assez de calorique pour la réduire à son état primitif d'eau. Une condensation semblable de vapeur d'eau a lieu sur les membranes muqueuses qui tapissent les cavités du corps accessibles à l'air, telle que les fosses nasales, la cavité buccale et l'arbre aérien. La peau humectée ne tarde pas à se relâcher, elle se gonfle et rougit par suite de l'injection de ses vaisseaux capillaires. L'action du calorique sur la peau donne, en outre, naissance à un phénomène réflexe constant : une exaltation de l'énergie musculaire qui s'observe dès l'entrée dans l'étuve. Il va être question plus loin de ce phénomène.

Dans les poumons où, comme l'on sait, se passe le principal phénomène vital, c'est-à-dire la transformation du sang veineux en sang artériel, les effets produits par la chaleur de l'étuve sont bien plus importants. Il survient une augmention de la respiration, et, en même temps, à cause des relations étroites entre cette fonction et la circulation, une augmentation des battements cardiaques. Les inspirations augmentent en moyenne de 8 à 12 par minute, les pulsations de 30 à 60. Le pouls acquiert un certain développement. Les battements du cœur sont vivement sentis. Les artères battent avec violence. Il survient une gêne plus ou moins grande de la respiration. La sensibilité et la contractilité musculaire s'émoussent; les mouvements volontaires ne se font qu'avec lenteur. Ces phénomènes pénibles qui semblent être l'expression de l'imperfection de l'hématose, ne tardent pas, du reste, à être sensiblement modifiés par l'irruption de la sueur qui, s'échappant des orifices cutanés des glandes sudoripares, vient inonder toutes les parties du corps. Dès qu'elle se manifeste, le baigneur éprouve un certain soulagement, affectant surtout le rhythme respiratoire. Les inspirations deviennent tout à coup plus amples et plus profondes, quelquefois même leur nombre tombe au-dessous du type normal. On dirait que les gaz du sang sont parvenus à se mettre en équilibre avec la pression extérieure, enlevant ainsi une cause manifeste de perturbation.

Cependant ces modifications ne sont que passagères. Si l'on continue à rester dans l'étuve, condition essentielle dans l'administration du bain turc, il y a recrudescence des phénomènes dont nous venons de parler. La circulation générale s'accélère de plus en plus, on compte jusqu'à 140 pulsations à la minute. Le pouls devient mou et petit, quelquefois même irrégulier. L'oppression se fait sentir de nouveau, l'anxiété atteint un haut degré. La sueur ruisselle sur tout le corps. L'enveloppe tégumentaire devient de plus en plus rouge, la face se congestionne, la muqueuse oculaire s'injecte. Le système musculaire tombe dans un état de prostration. Les mouvements volontaires sont lents et sans assurance, les membres s'affaiblissent de plus en plus et un moment finit par arriver où la faiblesse et l'anxiété générales deviennent telles, que l'instinct de conservation avertit le baigneur qu'il est temps que l'économie rentre dans l'ordre et l'équilibre, qu'il ferait, par conséquent, bien de quitter un milieu désormais dangereux.

Il ressort de l'exposé général que nous venons de présenter des modifications provoquées dans l'économie par une forte chaleur, que ces dernières portent sur les organes les plus essentiels à la vie, ceux de la circulation, de la respiration, de la perspiration et de la locomotion. Entrons maintenant un peu plus avant dans l'étude des causes et de la nature de ces modifications.

L'accélération de la circulation tient à plusieurs causes, soit directes, soit adjuvantes. D'abord, la chaleur stimule directement le cœur et puis elle diminue la résistance à la force impulsive de cet organe, par l'élargissement des vaisseaux périphériques. Les causes adjuvantes sont : 1° la fréquence insolite des inspirations, lesquelles doivent diminuer les résistances au cours du sang ; et 2° l'arrivée dans le cœur d'un sang plus chargé d'acide carbonique — partant plus stimulant — en raison du ralentissement de l'hématose (Brown-Séquard, Paul Bert). C'est ainsi qu'il n'est pas rare de voir la circulation offrir 140 pulsations. Cependant, quelques nombreux que soient les battements du cœur, le travail effectif du muscle cardiaque n'est pas plus grand, — le muscle perd en force ce qu'il gagne en vitesse. Il est constant, en outre, que l'amplitude des pulsations diminue d'une manière progressive, à mesure que le séjour dans l'étuve se prolonge. Marey explique ce fait par l'arrêt relatif de la circulation pulmonaire et la distension consécutive du cœur droit (Marey, *Physiologie médicale de la circulation du sang*). D'après M. Frech, la petitesse de l'onde sanguine, dont la petitesse du pouls est l'expression, aurait sa source dans la rétention d'une certaine quantité de sang dans les veines et les capillaires, — les tuniques de ces vaisseaux se relâchant plus sensiblement que celles des artères.

Quant à la respiration, la stimulation par la chaleur des fibres nerveuses sensibles du derme, stimulation qui, comme on sait, se réfléchit dans le bulbe sur le pneumo-gastrique, ne saurait être sans influence sur les modifications qu'éprouve, dans l'étuve, le rhythme respiratoire. Mais plusieurs autres causes doivent entrer en ligne de compte. D'une part, la dilatation des capillaires du poumon, sous l'influence de la chaleur, y provoque une certaine congestion qui force le baigneur à suppléer par le nombre des inspirations à l'ampliation restreinte de l'organe. D'autre part, l'élévation de la température dilate l'air, le raréfie, et diminue, par conséquent, dans un volume donné, la proportion de l'oxygène. Il en résulte une oxydation incomplète du sang. Le liquide qui arrive des organes au poumon est chargé d'une quantité d'acide carbonique d'autant plus considérable, que la circulation sanguine est plus activée et partant le contact du sang veineux dans les capillaires du poumon, avec l'air inspiré, moins prolongé. Or, l'arrivée dans les poumons et dans le centre respiratoire (le bulbe) d'un sang chargé d'une forte proportion d'acide carbonique, augmente encore la fréquence des mouvements d'inspiration et d'expiration, déjà sollicités par l'hypérémie pulmonaire.

L'action de la chaleur sèche sur l'enveloppe tégumentaire se traduit par l'augmentation de la secrétion des glandes sudoripares et des follicules sébacés qui entrent dans la trame de cet organe. La production de la sueur est un acte réflexe, déterminé par l'afflux du sang dans les centres nerveux. Nous avons vu plus haut que les pertes de poids essuyées par l'économie dans l'étuve, à la suite de l'activité inaccoutumée des organes exécréteurs de la sueur, sont fort grandes. Et pourtant elles sont loin de présenter les pertes *réelles* provoquées par le bain, celles-ci étant de beaucoup plus considérables. Il est constaté, en effet, que la déperdition produite par la transpiration s'élève au-delà de la durée du bain, qu'elle a lieu encore pendant la période de transition, c'est-à-dire pendant le temps réclamé par les fonctions cutanées pour passer d'un état de suractivité artificielle au calme uniforme de la perspiration insensible. Berger et Delaroche, par des expériences faites à Paris, ont mis en évidence ce dernier fait. Berger, qui était entré dans l'étuve chauffée à 41°-53° C, pesant 51 kil. 980 grammes, n'avait perdu, à sa sortie, 8 minutes après, que 350 grammes. Au second pesage, 2 heures 8 minutes après, les pertes s'élevaient à 1 kil. 620 grammes. (Delaroche et Berger *Expériences sur les effets que produit une forte chaleur dans l'économie. — Thèses de la faculté de médecine de Paris, 1806, n° 11.*)

L'exaltation de l'énergie musculaire, qui s'observe constamment dès l'entrée dans l'étuve, est aussi un phénomène réflexe. Elle est mise en jeu par la stimulation des fibres nerveuses sensibles de la peau, stimulation qui, dans la moelle, se réfléchit sur les nerfs moteurs. Les fibres nerveuses sensibles du derme sont d'abord agréablement affectées par la chaleur; mais plus le séjour dans l'étuve se prolonge et plus la température à laquelle on s'expose est élevée, plus aussi le sens du toucher s'émousse et plus la conductibilité des nerfs sensitifs diminue. Aussi les malades constatent-ils que leurs douleurs disparaissent pendant la durée du bain. L'état de torpeur du système nerveux se traduisant par l'affaiblissement des puissances musculaires, la lassitude, qui succède à l'exaltation, s'explique par la présence d'un sang trop peu oxygéné sous la double influence de la raréfaction de l'air et de la congestion pulmonaire. N'oublions pas cependant que la diminution de pression subie par l'organisation dans l'atmosphère raréfiée de l'étuve sèche, n'est pas tout à fait étrangère à la production des phénomènes en question; les surfaces articulaires étant, comme nous savons, uniquement tenues en contact par la pression atmosphérique, l'action musculaire doit intervenir pour contrebalancer la pesanteur.

Nous voyons, d'après cet exposé, que les modifications provoquées dans l'organisme par l'action d'une forte chaleur ne semblent guère influer d'une manière favorable sur l'action fonctionnelle des divers organes de la vie et si le bain turc a une valeur thérapeutique, elle repose entièrement dans les diverses pratiques qu'il comporte, dans les frictions, le massage, mais surtout dans les arrosements et les immersions froids au sortir de l'étuve. Le froid comme agent perturbateur sollicite la réaction de l'organisme. Il rétablit la contractilité émoussée des vaisseaux superficiels, de même qu'il augmente la tension du sang, rendant ainsi plus parfaits les échanges endosmo-exosmotiques nécessaires au fonctionnement régulier des organes. Comme sédatif du cœur et des poumons, il modère les battements cardiaques violents et rapides, de même qu'il calme la respiration. Il rend aux muscles leur vigueur primitive et produit, en un mot, cette réaction générale de l'économie, dont le bien-être et l'appétit, ressentis par le baigneur, sont l'expression.

III

Dans la dernière partie de sa brochure, l'auteur nous entretient des services que les bains turcs ont rendus autrefois et sont capables de rendre encore à l'hygiène et à la morale publiques, et il termine *par une revue critique et concise des principales formes de maladies, dans lesquelles on est autorisé à s'attendre, par l'usage des bains d'air chaud, soit à une amélioration, soit à un rétablissement complet de la santé.*

Nous convenons volontiers de la grande considération dont jouissaient les bains turcs parmi les populations de l'antiquité. Mais, est-ce comme *agent hygiénique*, comme le veut l'auteur ? Est-ce guidés par des considérations purement hygiéniques que les Romains remplaçaient les masseurs par des esclaves femelles, transformant ainsi les bains publics en lieux de débauche ? Ecoutons Martial :

> Percurrit agili corpus arte tractatrix
> Manumque doctam spargit omnibus membris.
>
> Lib. IX. ep. 81.

Un point moins controversé, c'est la valeur du bain

turc comme tonique pour la peau. Il n'est pas douteux qu'employé méthodiquement, il ne puisse constituer *un préservatif d'une haute valeur* contre les *refroidissements, catarrhes, rhumatismes* et même *la goutte*. On doit aussi admettre, avec l'auteur, que ces bains *forment, pour les dames, un préservatif efficace à la conservation de l'élasticité et de la fraicheur de la peau*. Il y a plus, ils ont même des vertus cosmétiques. Qui ne sait que, chez bien des personnes ayant le teint d'un brun mat, la peau se couvre constamment d'une matière onctueuse, exhalant une odeur d'huile? Quel meilleur moyen contre cette incommodité qu'un bain turc, dont l'action détersive enlève la couche graisseuse et détruit ces émanations subtiles, que sachets et extraits ne sauraient déguiser qu'imparfaitement! Et puis, ils possèdent une autre vertu, d'un intérêt plus général : en appelant une grande quantité de sang à la peau, ils y reveillent la circulation languissante et dissipent, pour quelque temps, cette triste pâleur causée par les contrariétés de la jalousie, par l'abus des plaisirs et des veilles. Ce qui est moins facile à comprendre, c'est comment ces bains peuvent *produire du dégoût pour les boissons spiritueuses et faire renoncer les ivrognes à leur vice dégradant*. Il semble, du moins, que le doute soit permis à cet égard.

Peut-être plus d'un lecteur, en lisant la brochure en question, aura pensé qu'il en est de même à l'égard de mainte autre maladie signalée par l'auteur dans sa revue; mais nous ne saurions lever ici ses doutes. Comme ce n'est point l'objet de ce travail de traiter des maladies dans lesquelles les bains turcs sont tout au plus indifférents, nous devons en faire abstraction, pour ne nous occuper que de celles où cet agent thérapeutique nous semble formellement contre-indiqué.

Dans cette catégorie, nous rangeons, par exemple, *les plaies et les brûlures d'une grande étendue* pour lesquelles, suivant l'auteur, le bain turc est le remède par excellence. Nous lisons, eneffet (page 23) : « Dans des cas de *plaies* ou de *brûlures* d'une grande étendue, qui amènent si souvent la mort par suite d'une suppression des fonctions de la peau, le séjour prolongé dans le bain devient souvent l'unique remède pour sauver la vie. En augmentant la faculté secrétoire des parties intactes de la peau, les congestions sont détournées des organes internes et *le contact prolongé de l'air chaud favorise la guérison des plaies.*

C'est tout à fait le contraire qui s'observe et il y a longtemps déjà qu'on a reconnu que l'air est le pire modificateur des plaies, qu'il irrite et enflamme les tissus. Mais si de tout temps l'instinct de conservation a porté les blessés à mettre les parties lésées à l'abri de l'air, cette coutume est devenue loi, depuis que Hunter et son école ont montré la différence qu'il y a, au point de vue de la nocuité, entre les *plaies exposées* et les *plaies non exposées*. Depuis lors, le premier soin du chirurgien est de s'opposer à la pénétration de l'air dans les plaies. Le mauvais effet de ce fluide dans le traumatisme est si généralement reconnu, que la méthode sous-cutanée, où elle est applicable, est aujourd'hui la seule employée par le chirurgien et qu'il ne se passe pas d'année où quelque appareil destiné à s'opposer à l'accès de l'air, pendant et après certaines opérations, ne soit inventé et soumis à l'approbation de l'Académie. Sans doute, l'air de l'étuve, vanté comme modificateur des plaies, a l'avantage d'être chaud; mais, comme il se renouvelle sans cesse, il ne laisse pas de prendre le caractère d'un corps étranger, tout comme l'air ordinaire. Du reste, la proposition de l'auteur n'est pas nouvelle. Il y a une trentaine d'années, un chirurgien de Paris, d'un certain mérite, avait déjà proposé l'emploi de l'air chaud dans le traitement des plaies. (GUYOT, *Traité de l'incubation et de son influence thérapeutique.—Paris 1840.*) Mais la méthode de Guyot n'était, au fond, autre chose qu'un pansement par *occlusion*. Il *enfermait* la partie blessée dans un appareil spécial et entretenait autour d'elle, à l'aide de l'air atmosphérique, une température *uniforme* de 36° C. Cette température, à laquelle il avait cru devoir reconnaître des propriétés antiphlogistiques, était soigneusement entretenue pendant 10 à 20 jours, sans être jamais dépassée. En dehors de cette précaution et suivant les indications spéciales, Guyot ne négligeait ni cataplasmes ni compresses. Et pourtant, malgré le bruit qu'avaient fait les premières tentatives de ce chirurgien, les faits n'ayant pas répondu aux espérances, l'incubation a dû être bientôt abandonnée dans le traitement des plaies. Du reste, pour ce qui est des *brûlures*, Guyot, en observateur consciencieux, convenait lui-même du désavantage que présentait sa méthode. « Je me rappelle, dit-il, qu'à l'Hôtel-Dieu, j'avais appliqué pendant trois jours l'incubation à une vaste brûlure de la jambe. Si mes souvenirs me servent bien, la chaleur augmenta la suppuration et les douleurs, et c'est ce qui m'engagea à enlever promptement l'appareil incubateur. Depuis ce temps, je me suis toujours abstenu d'appliquer la chaleur aux brûlures. »

Nous pensons donc que ce qu'il y a de mieux à faire

dans *des cas de plaies,* c'est de traiter celles-ci selon les préceptes de l'école.

Quant aux *brûlures d'une grande étendue,* le meilleur parti à prendre, c'est de plonger le malade le plus promptement possible dans un bain... d'eau, à la température de 32° C. environ et de l'y laisser en permanence jusqu'à sa guérison. Le bain continu peut, en effet, être regardé comme le moyen curatif le plus puissant dans les brûlures étendues, depuis les résultats surprenants obtenus par M. le professeur Hebra, de Vienne. Nous ne citerons ici que la cure merveilleuse d'une blanchisseuse réduite par des brûlures intenses, avec contractions musculaires, à l'état le plus pitoyable et laquelle il laissa dans l'eau pendant 21 jours, soit 504 heures.

Mais l'absorption directe de l'oxigène de l'air par la peau, cette fonction si importante à la conservation de la vie, saurait-elle être supprimée pendant un temps aussi long? demandera le lecteur étonné. Qu'il se rassure; on peut supprimer cette importante fonction pendant un temps beaucoup plus long, et cette suppression, loin d'offrir de dangers sérieux, produit des résultats surprenants. Ainsi, le même professeur Hebra laissa dans l'eau un ouvrier atteint de pemphygus pendant 100 jours, soit 2,400 heures, non-seulement sans préjudice de sa santé, mais, chose bien autrement étonnante, on constata sur cet homme une augmentation de poids : pesant au commencement du traitement 82 livres, son poids, au sortir de l'eau, s'élevait à 95 livres. Ces intéressantes observations sont exposées en détail dans la *Gazette Médicale de Vienne,* 1861, n°s 43-44.

Nous ne nous arrêterons pas sur le conseil donné par l'auteur aux *médecins blessés à la suite d'une autopsie.* Nous croyons nos confrères mieux inspirés que de se soumettre, en pareil cas, à un traitement qui ne pourrait qu'augmenter les chances d'infection purulente.

Nous ne ferons pas de même pour la phthisie pulmonaire. Un grand nombre de nos hôtes d'hiver étant affectés de cette maladie, nous espérons qu'ils nous sauront gré de les en entretenir un peu plus longuement. Voici d'abord ce que l'auteur dit de l'emploi du bain turc dans cette affection (page 26) :

« Les médécins des hopitaux de Londres ont fait de nombreuses applications des bains turcs dans la phthisie pulmonaire, et, en effet, en ont retiré des résultats bien favorables : la toux et l'oppression se calment, les crachements de sang et les transpirations nocturnes diminuent, la faiblesse générale du malade et son amaigrissement s'améliorent. Dans des cas où on arrivait plus tard à des autopsies, on remarquait que le progrès et le développement anatomique du mal s'étaient arrêtés, les abcès et les excavations dans le tissu pulmonaire, se trouvaient *en partie* cicatrisés et remplis de brides d'un tissu cellulaire. Il nous semble presque que ces observations se rapportent de préférence aux *pneumonies chroniques*, *inflammations circonscrites des lobes supérieurs des poumons*, qui produisent quelquefois un ramollissement et une suppuration du tissu pulmonaire et qui, par les excavations consécutives à cette inflammation lente, gagnent une ressemblance frappante avec la phthisie tuberculeuse. Toutefois, leur pronostic est de beaucoup plus favorable ; car, dans les cas de tuberculisation pulmonaire, on trouve la même dégénérescence du tissu disséminée dans les différentes régions du corps. C'est, du reste, un fait constaté, que l'usage des bains turcs dégage les poumons, en délivrant l'organisme plus vite des produits usés, et en favorisant une absorption plus considérable d'oxygène par la peau.

« Nous voyons, au surplus, que la nature fait des efforts analogues pour soulager les poumons, en provoquant chez ces malades des transpirations abondantes et colliquatives. Mais ces efforts, accompagnés d'une réaction fébrile violente, épuisent le malade; tandis que les transpirations, résultant de l'emploi des bains turcs, se font sans le moindre effort fébrile et font cesser les transpirations hectiques. Selon l'expérience de M. Urquhardt, les bains turcs d'une température très-élevée, conviennent le plus dans la phthisie pulmonaire, comme ils détournent les congestions vers la peau de la manière la plus complète.. »

Il nous semble que les médecins des hôpitaux de Londres se sont trop hâtés de conclure : *post hoc, ergo propter hoc;* et que leurs observations se rapportent aux pneumonies chroniques, ou à la phthisie véritable, qui, soit dit en passant, emporte très-souvent le malade *sans que la même dégénérescence soit disséminée dans les différentes régions du corps;* ces médecins entreprenants ne sont pas à imiter. L'emploi des bains turcs dans les maladies en question, loin d'être innocent, peut, au contraire, avoir des suites graves. En effet, dans les *pneumonies chroniques* où les produits morbides sont accumulés dans les vésicules pulmonaires, *où il existe des inflammations circonscrites des lobes supérieurs des poumons,* l'action stimulante du bain turc sur la circulation ne saurait que favoriser l'exsudation et augmenter l'inflammation du parenchyme pulmonaire. En dehors de cette considération, il n'est pas douteux que la vitalité des artérioles qui se distribuent dans le tissu malade, ne souffre par l'inflammation. Quelquefois, la dégénérescence de leurs tuniques atteint un degré tel, qu'elles ne sauraient résister à l'impétuosité de la circulation : le malade est donc sans cesse sous l'imminence d'une hémoptysie.

Le même raisonnement s'applique à la *phthisie tuberculeuse,* quoique ici la question se complique d'autres considérations. On sait, en effet, que d'après certains pathologistes, qui ne voient dans le tubercule que l'agglomération d'une infinité de cellules plasmatiques, modifiées dans leur vitalité à la suite de troubles nutritifs, et ayant invariablement pour point de départ le tissu connectif interlobulaire, ce produit morbide se développerait indépendamment de toute inflammation. Il n'est donc pas étonnant que d'honorables confrères, s'appuyant de l'autorité des pathologistes en question, aient pu regarder comme inoffensif l'emploi des bains turcs dans la phthisie pulmonaire. Malheureusement, ces praticiens, à force de s'occuper du produit, perdent de vue le tissu au milieu duquel il se développe. Ils oublient que tout produit morbide constitue un corps étranger, que tout corps étranger irrite le tissu ambiant, en modifie la vitalité et finit par y allumer l'inflammation. Ils oublient, de plus, que cette loi générale de l'économie est au plus haut degré applicable au poumon.

Nous savons, en effet, que les organes sont d'autant plus susceptibles de recevoir des modifications vitales, que leur richesse vasculaire est plus grande, et leur activité fonctionnelle plus prononcée. Or, où ces deux qualités se trouvent-elles réunies à un plus haut degré que dans les poumons? On sait combien ces organes, par leurs fonctions comme chambres pneumatiques pour la digestion de l'air et l'élimination des gaz nuisibles, ainsi que par leur structure et leurs rapports anatomiques avec les gros vaisseaux, sont sujets aux congestions et aux inflammations. Il n'est donc pas étonnant que le tubercule, dans ses différentes métamorphoses, sollicite dans le tissu pulmonaire en contact avec lui un travail inflammatoire avec tendance à la suppuration et à la formation de cavernes. Il n'est pas douteux non plus que cette inflammation péri-tuberculeuse, qui, en raison des différentes réactions de l'organe, présente quantités d'irrégularités dans sa marche et dans son intensité, ne soit une complication fâcheuse et, par conséquent, pas à négliger. Mais il y a plus. L'expérience ayant démontré qu'aucune médication ne saurait s'adresser au tubercule lui-même, qu'aucune ne saurait influencer directement les parties du poumon déjà envahies par la dégénérescence, l'inflammation péri-tuberculeuse en question doit avant tout et sans cesse tenir en éveil l'attention du médecin. C'est à restreindre cette inflammation, à la tenir circonscrite, à seconder ainsi la force médicatrice de la nature, souvent si étonnante dans cette maladie, que doivent tendre tous les efforts de l'homme de l'art.

Ces principes posés, et faisant abstraction de l'indication de modifier par un traitement approprié, la nutrition du malade, d'augmenter son énergie vitale, afin de le rendre plus apte à résister aux causes qui provoquent les poussées tuberculeuses, quelle est, suivant l'expérience, la médication la plus propre pour décongestionner le tissu pulmonaire péri-tuberculeux ?

C'est évidemment la médication sédative et hyposthénisante. Or, le bain turc rentre-t-il dans cette médication ? N'est-il pas à craindre, au contraire, que l'air raréfié de l'étuve, en fournissant aux poumons une quantité d'oxigène moindre que l'air ordinaire, n'augmente l'anhélation du malade, que les pertes provoquées par la transpiration ne l'affaiblissent, que l'air chaud n'irrite trop ses poumons, que l'excitation générale de l'organisme, en provoquant une réaction fébrile trop vive, ne détermine des accidents fâcheux ?

N'oublions pas que les phthisiques qui viennent des

pays du nord passer l'hiver à Nice sont envoyés dans un climat doux pour des raisons déterminées, savoir :

1° Pour ralentir le mouvement des oxydations organiques, plus intenses dans les pays froids, que dans les climats doux.

2° Pour éviter autant que possible les oscillations dans le rhythme respiratoire et circulatoire et les fluctuations qu'elles entraînent dans le calibre des vaisseaux pulmonaires, et d'arriver ainsi à un état de repos relatif de l'organe malade.

Or, comme l'air sec de l'étuve, suivant l'auteur lui-même, augmente les secrétions et active la respiration et les mouvements du cœur (page 11) nous pensons que ce ne serait pas entrer dans les vues du confrère qui envoie des phthisiques à Nice que de les envoyer faire diète respiratoire aux bains turcs.

Examinons maintenant quel est la valeur de cet agent thérapeutique dans une autre catégorie de maladies qui, pour être moins dangereuse que la dernière, ne se rencontre pas moins de nos jours dans une proportion désespérante.

« Beaucoup de maladies de femmes, dit l'auteur (page 30), dépendent d'une circulation veineuse trop lente et d'une congestion passive consécutive dans les organes digestifs et sexuels, entre autres la *métrite chronique*, le *catarrhe utérin*, la *leucorrhée*, même la *stérilité* et une *disposition* prononcée pour des *fausses couches*. Les bains turcs contribuent à corriger ces altérations, en rétablissant l'équilibre troublé et en détournant les congestions sanguines des organes *souffrants*. » Ce n'est pas au moyen du bain turc qu'on détourne les congestions sanguines des organes *souffrants* ; la chaleur, en stimulant ces organes, ne saurait qu'augmenter l'hypertrophie des tissus. A la *métrite chronique*, si souvent compliquée de granulations, d'érosions, d'ulcérations plus ou moins profondes et parfois douloureuses s'applique, avant tout, ce que nous avons dit de l'action de l'air chaud sur les plaies : il ne saurait que favoriser la tendance qu'ont les ulcérations à s'étendre. Les bains turcs augmentent les secrétions ; il est donc naturel qu'ils augmentent l'écoulement leucorrhéique dans le *catarrhe utérin*. D'autre part, cette affection est souvent symptomatique de néoplasmes siégeant sous la muqueuse ; dans ces cas, la stimulation de la circulation provoquée par les bains ne saurait qu'augmenter les chances de métrorrhagie, sans parler de leur influence fâcheuse sur les troubles d'innervation qui accompagnent presque toujours la maladie. Comme la chaleur relâche les organes, elle n'est pas non plus le moyen de diminuer la *leucorrhée*. Quant aux personnes ayant une *disposition prononcée* pour les fausses couches, elles savent par expérience que ce n'est pas en stimulant la circulation générale qu'elles doivent y remédier.

Que dirons-nous du conseil de l'auteur d'essayer le bain turc dans les maladies aiguës, fébriles : dans la *pleurésie*, la *pneumonie*, le *rhumatisme articulaire aigu* ? Ils doivent certainement se réduire à un fort petit nombre, les observateurs qui ont cru se convaincre que le bain *abrège la durée de ces affections, qu'il en hâte la résolution, qu'il diminue la fièvre, la gêne respiratoire, les douleurs*. Comme *à priori* il est probable qu'un malade affecté de pneumonie souffrira moins dans son lit que dans un bain dont le propre est d'augmenter la fièvre, la dypnée et l'accélération des mouvements respiratoires, il semble contraire au bon sens de le déplacer. Quant au rhumatisme articulaire aigu, où la violence des douleurs rend parfois tout mouvement impossible, le transport au bain offre des difficultés telles, qu'aucun malade ne voudra s'y prêter. Il est donc à craindre que les prôneurs des bains turcs dans les maladies aiguës ne trouvent pas de nombreux partisans. Ceux qui les vantent dans les maladies chroniques en trouveront-ils davantage ? C'est à l'avenir qu'il appartient de répondre.

Nice — Typographie V.-E. Gauthier et Cie, descente de la Caserne, 1.

www.ingramcontent.com/pod-product-compliance
Ingram Content Group UK Ltd.
Pitfield, Milton Keynes, MK11 3LW, UK
UKHW020952220726
13924UKWH00002B/647